本书谨献给各位小朋友，
也献给战斗在抗疫第一线的医务工作者、
科研人员及所有志愿者。

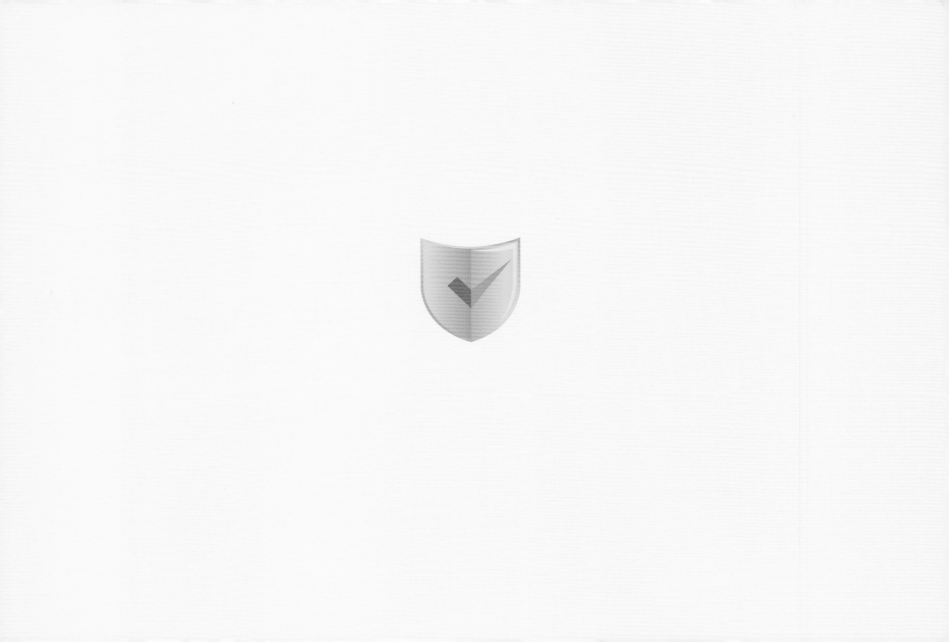

自以为是的下场
——新型冠状病毒的自述

沈银忠 / 主审　　黄雪润 / 编绘

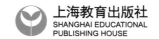

上海教育出版社
SHANGHAI EDUCATIONAL
PUBLISHING HOUSE

2019 年，冠状病毒家族新出生了一个小宝宝。

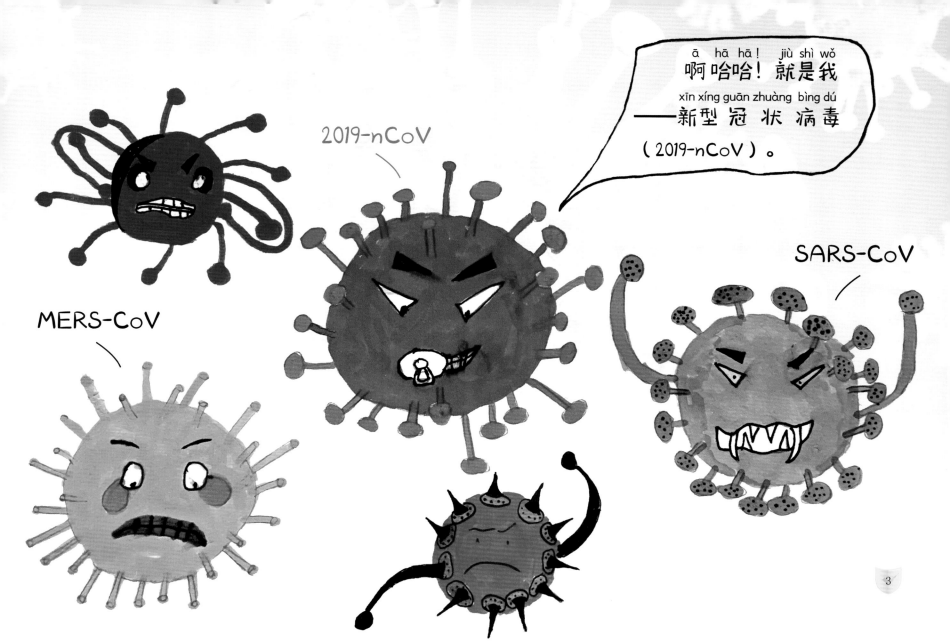

wǒ gāng chū shēng bù jiǔ　　jiù bèi dà jiā rèn dìng wéi　wǔ lín gāo shǒu
我刚出生不久，就被大家认定为"武林高手"。

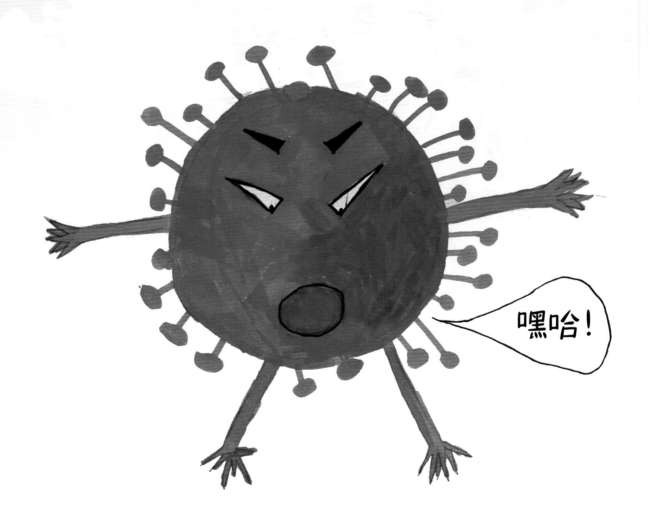

嘿哈！

wǒ yì zhí tīng dà gē　　yán zhòng jí xìng hū xī zōng hé zhēng guān zhuàng
我一直听大哥——严重急性呼吸综合征冠状

bìng dú　　　　　　jiǎng tā dāng nián rù qīn rén lèi shì jiè de jīng lì
病毒（SARS-CoV），讲他当年入侵人类世界的经历。

dà gē jiǎng de méi fēi sè wǔ　wǒ tīng de jīn jīn yǒu wèi　suǒ yǐ wǒ yě hǎo xiǎng
大哥讲得眉飞色舞，我听得津津有味，所以我也好想

qù shì yí shì wǒ de　　wēi lì
去试一试我的"威力"。

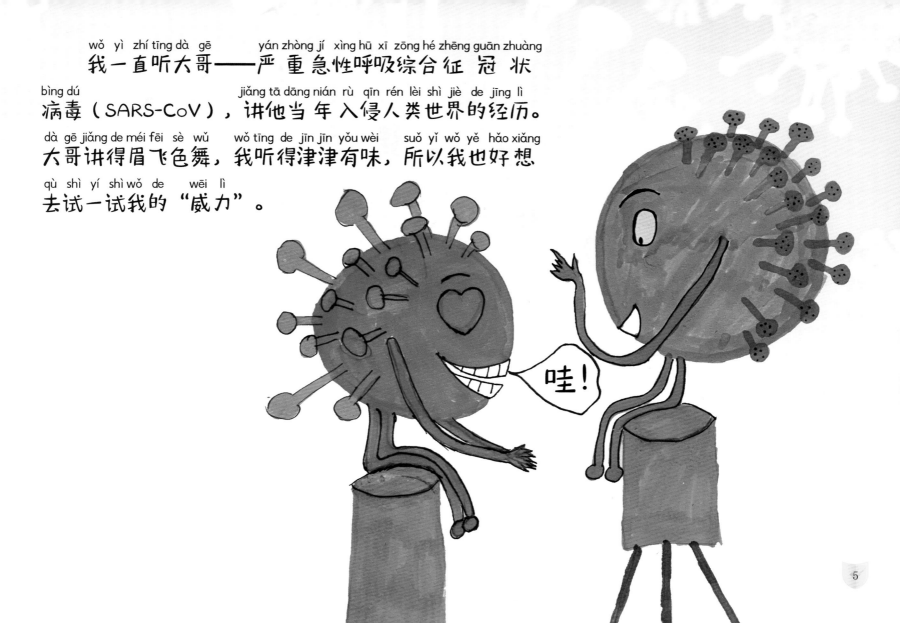

哇！

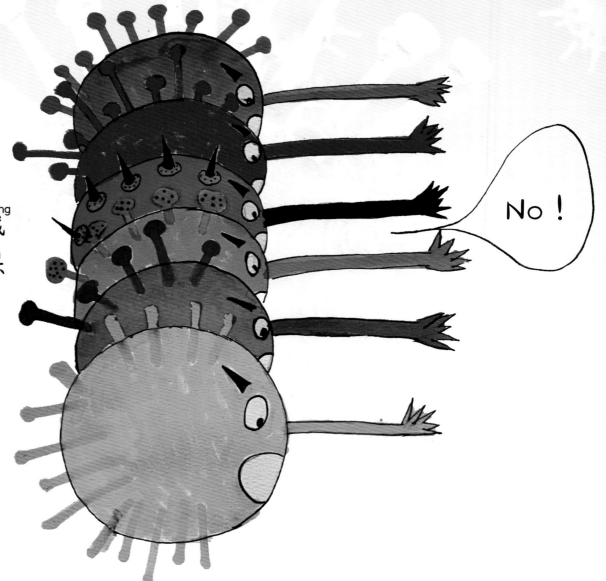

jiā zú zhōng suǒ yǒu chéng
家族中所有成
yuán dōu fǎn duì jiào wǒ bú
员都反对，叫我不
yào qù rén lèi shì jiè
要去人类世界……

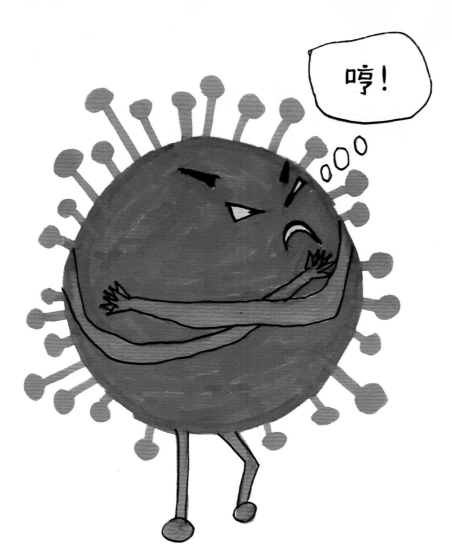

tā men yuè shì zhè yàng
他们越是这样

shuō wǒ jiù yuè shì xiǎng qù
说，我就越是想去。

有一天，我趁二哥——中东呼吸综合征冠状病毒（MERS-CoV）不注意，悄悄地溜走了……

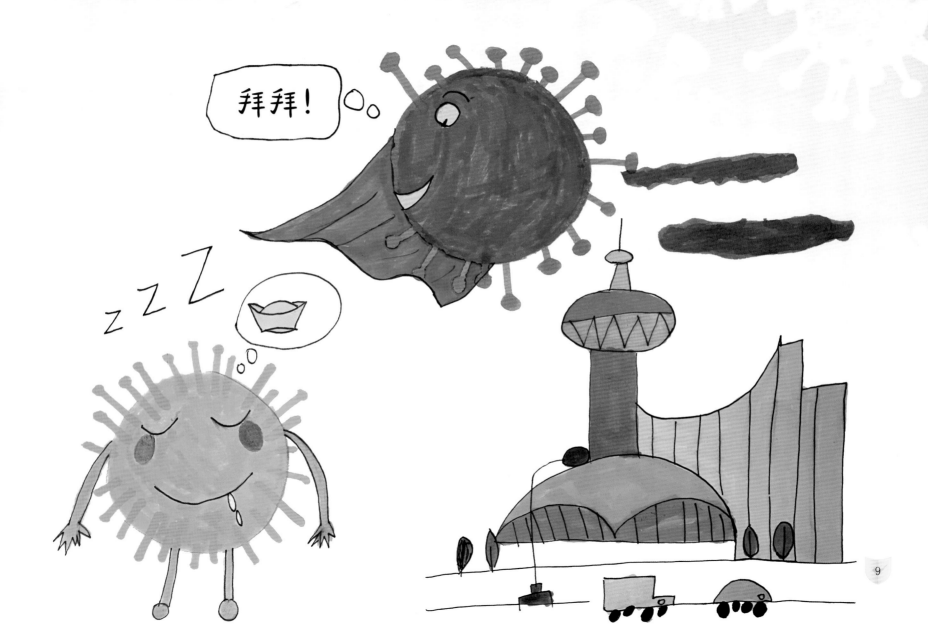

wǒ yì lái dào rén lèi shì
我一来到人类世

jiè   jiù pò bù jí dài de kāi
界，就迫不及待地开

shǐ shī zhǎn wǔ gōng   wǒ
始施展"武功"。我

kàn dào yí gè lǎo yé ye zhèng zài
看到一个老爷爷正在

shuō huà   jiù chéng jī hùn zài kōng
说话，就乘机混在空

qì zhōng jìn rù tā de shēn tǐ
气中进入他的身体，

lái dào tā fèi lǐ hòu dào chù rēng
来到他肺里后到处扔

zhà dàn   jié guǒ tā de zhěng gè
炸弹，结果他的整个

fèi dōu fā yán le
肺都发炎了。

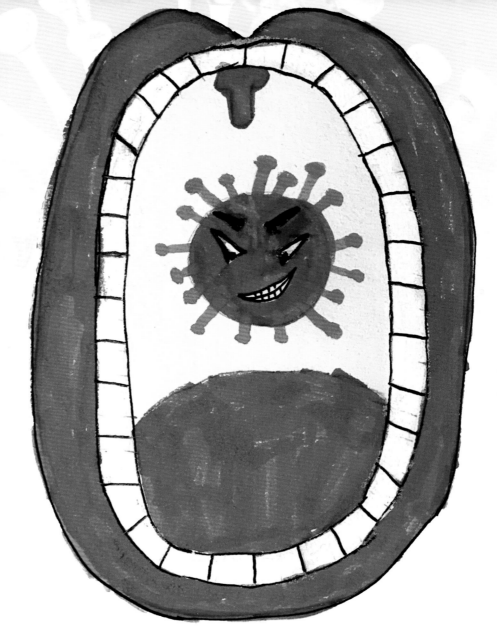

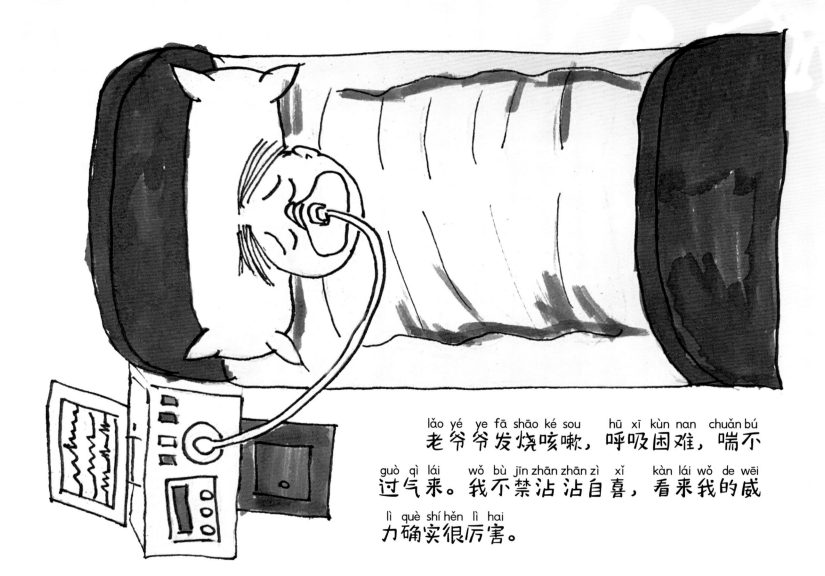

老爷爷发烧咳嗽，呼吸困难，喘不过气来。我不禁沾沾自喜，看来我的威力确实很厉害。

我继续在人类世界肆
虐，使更多人肺部发生感
染。我可不管老年人、中
年人、青年人，还是婴幼
儿，统统不放过……结果，
有的人发热，没有力气，
咳嗽不止；有的人恶心呕
吐，头痛胸闷；还有的人
甚至失去了生命。

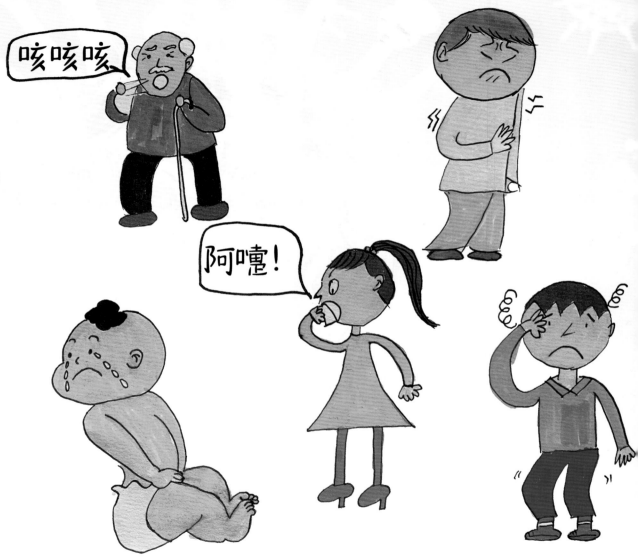

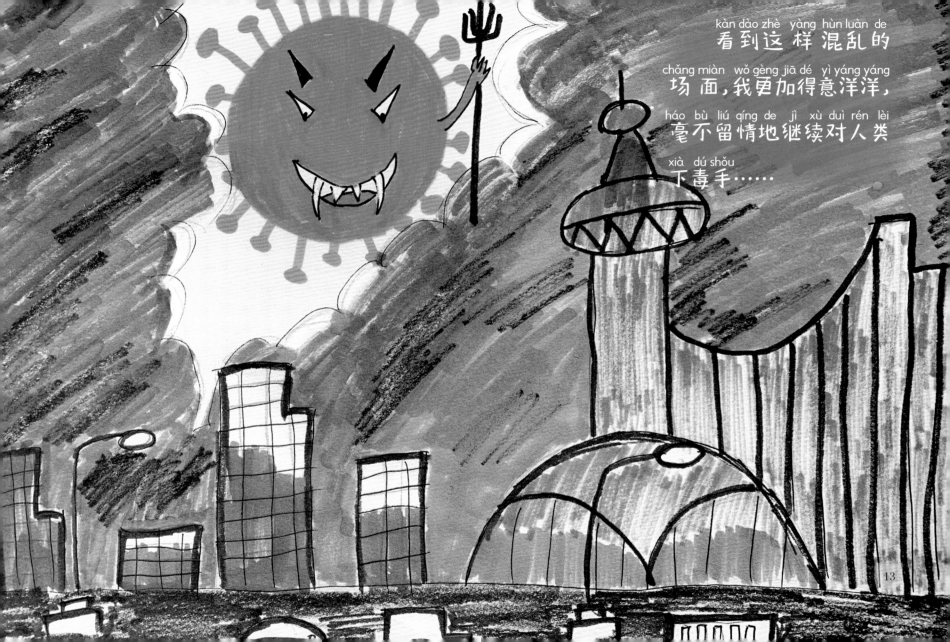

看到这样混乱的场面，我更加得意洋洋，毫不留情地继续对人类下毒手……

在家里的大哥 SARS-CoV 发现我不见了，心急如焚。

于是，他问二哥 MERS-CoV："你知道弟弟去哪儿了吗？"

二哥回答："不知道啊，该不会是溜到人类世界去玩了吧？"

大哥一听，气得火冒三丈，跟二哥说："你怎么这么糊涂，你忘记我们当年和人类斗法，是怎么败下阵来的吗？走！我们去人类世界把弟弟找回来！"

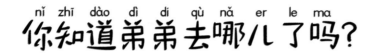

你知道弟弟去哪儿了吗？

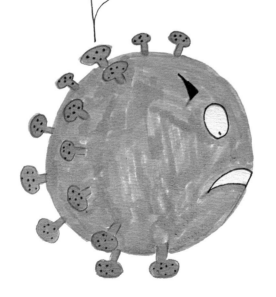

不知道啊，该不会是溜到人类世界去玩了吧？

到了人类世界，两位哥哥发现我已闯下了大祸，大惊失色。

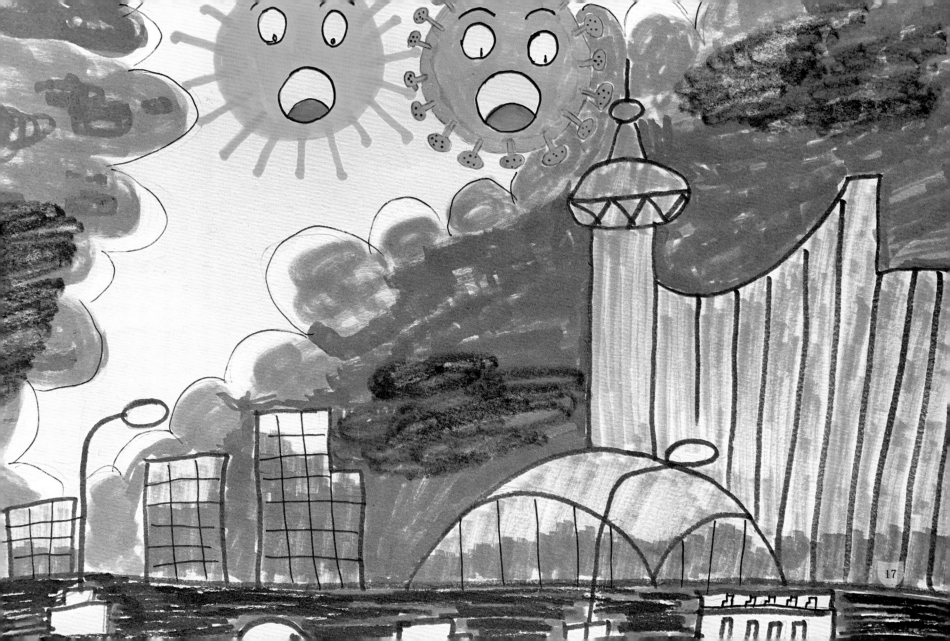

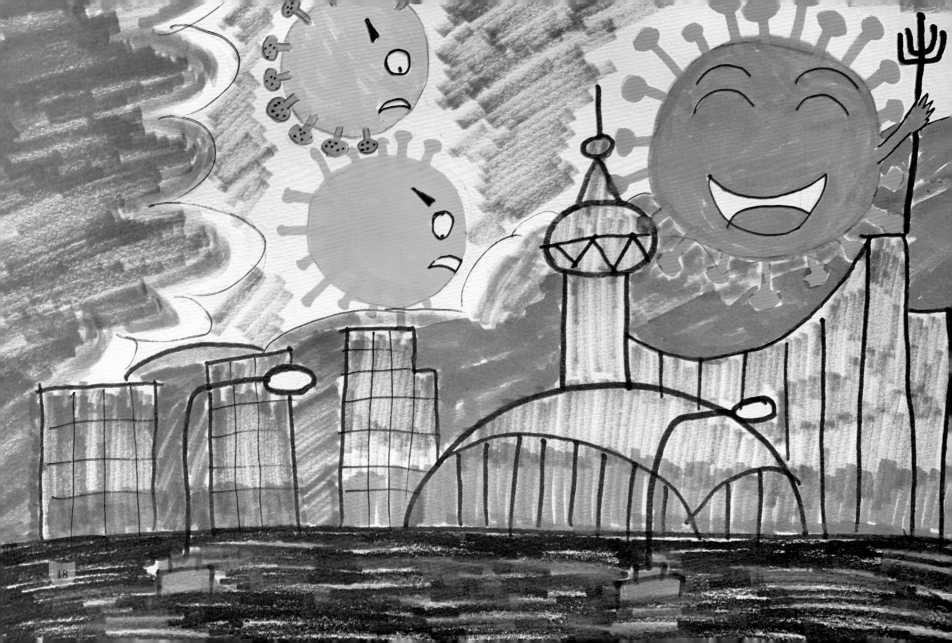

他俩一把拉住我说："弟弟，人类是非常厉害的，想当年我俩都被人类打败了。你赶紧跟我们回去吧！不要再胡作非为啦！"

我哈哈大笑道："哥哥，你俩真胆小！打输了一次，就不敢出来啦！哈哈哈哈！"

liǎng wèi gē ge qì de bào tiào rú léi tā liǎ duì wǒ shuō   nǐ
两位哥哥气得暴跳如雷，他俩对我说："你

zhè yàng kuáng wàng zì dà   zì yǐ wéi shì zǒng yǒu yī tiān nǐ huì hòu
这样狂妄自大，自以为是，总有一天，你会后

huǐ de ā   shuō wán   tā men jiù cōng cōng de lí kāi le
悔的啊！"说完，他们就匆匆地离开了。

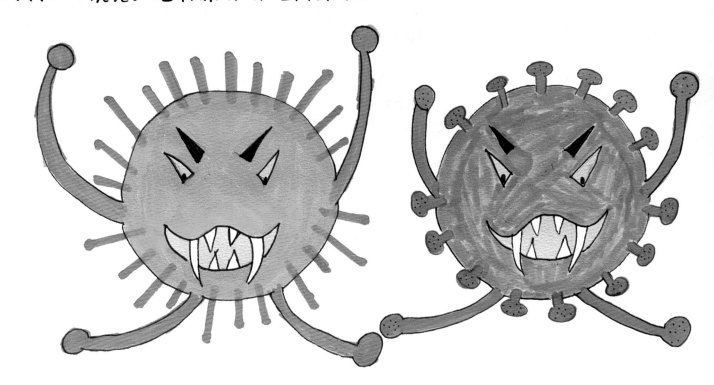

rén lèi bìng méi yǒu bèi wǒ de wēi
人类并没有被我的威

lì suǒ xià dǎo　　tā men hé wǒ zhǎn kāi
力所吓倒，他们和我展开

le yì chǎng yǒng gǎn de zhàn dòu
了一场勇敢的战斗。

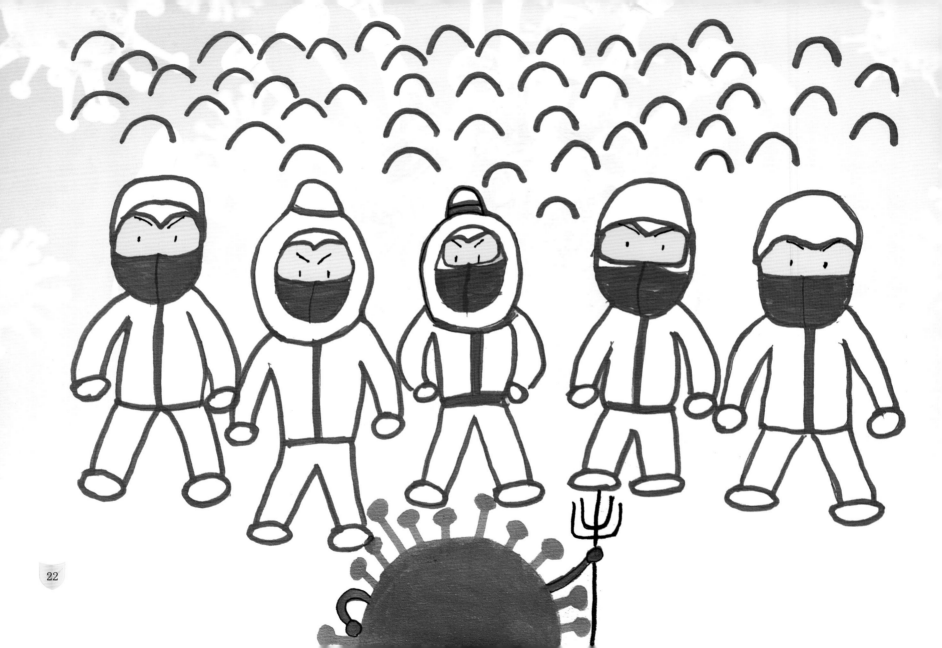

yī shēng quán lì yǐ fù de jiù zhì gǎn rǎn zhě
医生 全力以赴地救治感染者……

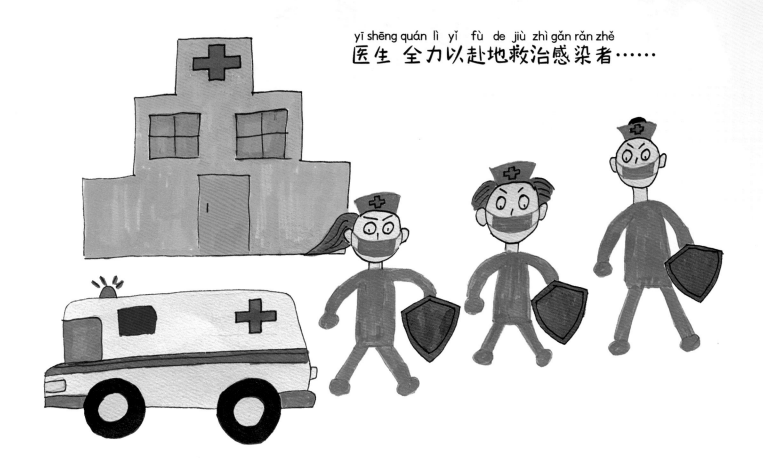

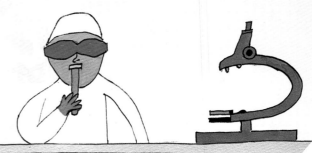

kē xué jiā yè yǐ jì rì de yán
科学家夜以继日地研

jiū duì fù wǒ de tè xiào yào
究对付我的特效药……

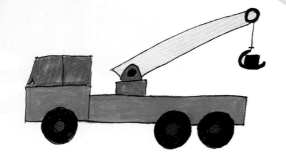

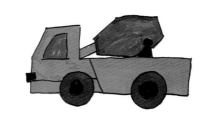

jiàn zhù gōng rén jiā kuài sù dù
建筑工人加快速度

jiàn zào yī yuàn bǎ gǎn rǎn zhě hé
建造医院，把感染者和

jiàn kāng rén gé lí kāi lái
健康人隔离开来……

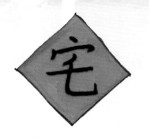

宅

dà jiā guò chūn jié dōu bú wài chū bài nián jù huì
大家过春节都不外出拜年聚会，

lǎo lǎo shí shí zhái zài jiā lǐ
老老实实"宅"在家里……

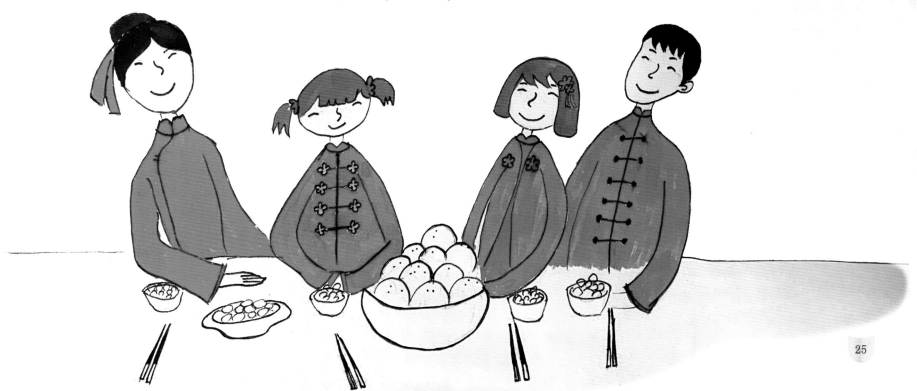

rén lèi hái jiè zhù gèng duō yǒu xiào de fāng fǎ lái yù fáng wǒ de rù qīn
人类还借助更多有效的方法来预防我的入侵。

tā men wú shì bù chū mén jìn liàng shǎo jù jí
他们无事不出门，尽量少聚集……

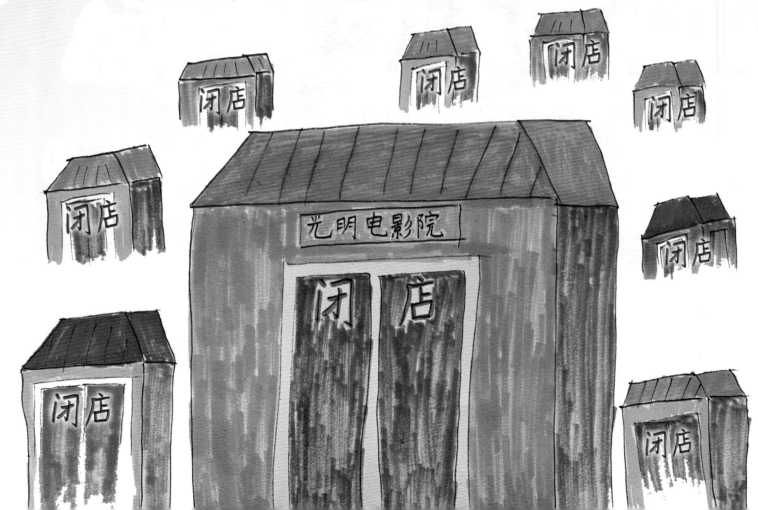

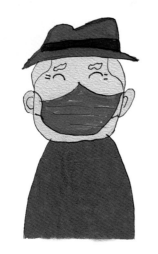
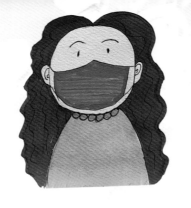
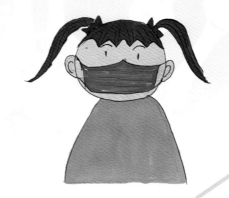

kāi chuāng tōng fēng　qín xǐ shǒu
开窗 通 风，勤洗手，

jiān chí duàn liàn　　shuì hǎo jiào
坚持锻炼，睡好觉……

yǒu shì chū mén
有事出门

dōu dài kǒu zhào
都戴口罩……

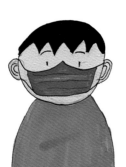

měi gè rén de miǎn yì lì dōu dà da zēng
每个人的免疫力都大大增

qiáng le　　tā men dōu yòng qiáng zhuàng de shēn
强了，他们都用 强 壮 的身

tǐ hé yǐ zuì hǎo de zhuàng tài yǔ wǒ zhàn dòu
体和以最好的状 态与我战斗。

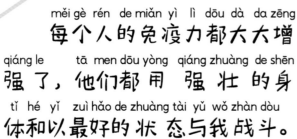
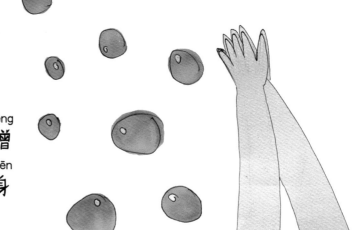

27

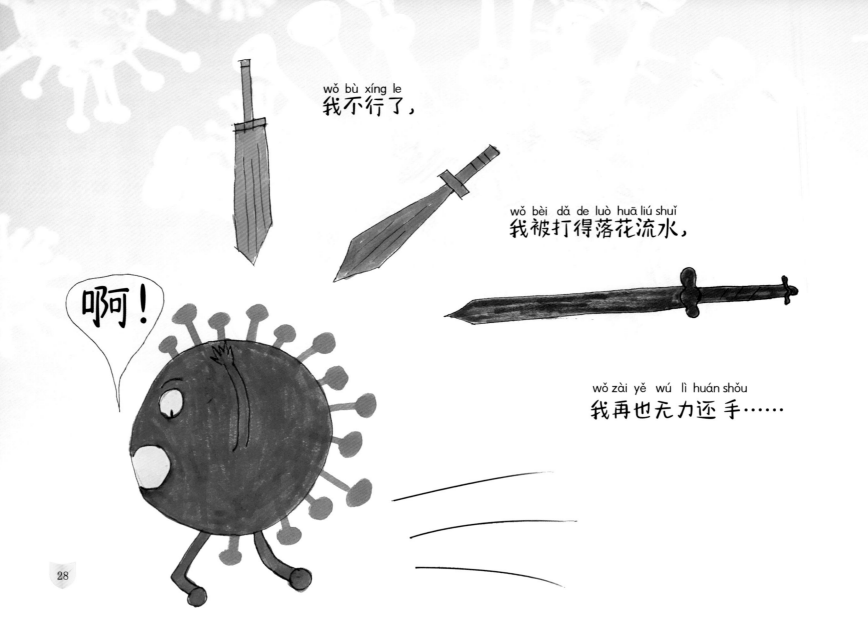

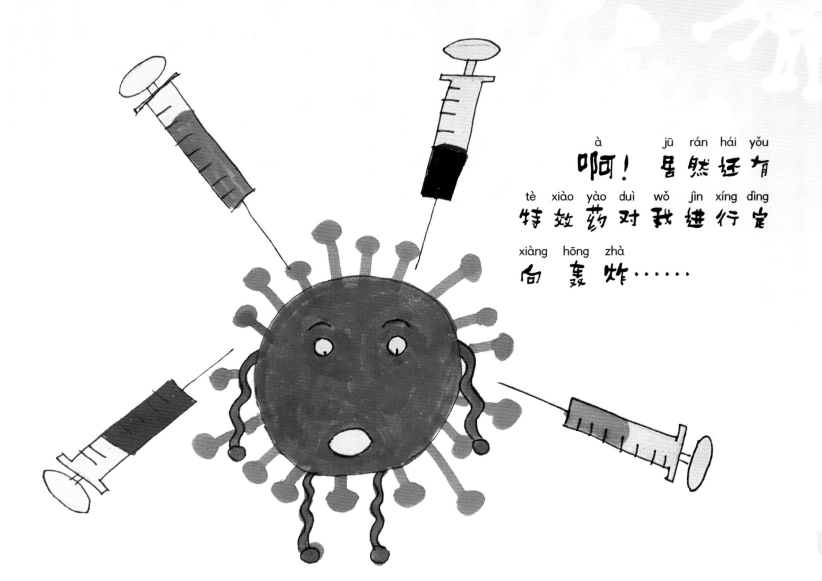

啊！居然还有
特效药对我进行定
向轰炸……

终于，人类胜利了！

我灰头土脸地逃回了家，垂头丧气地对哥哥们说："哥哥，我错了，我太自以为是了，人类太厉害了！"

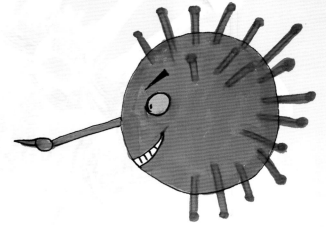

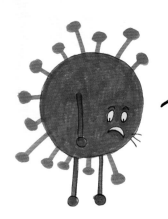

哥哥，我错了。

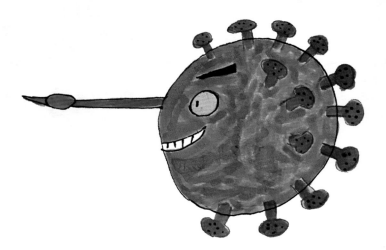

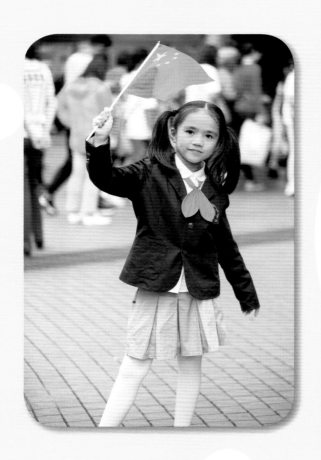

作者简介

黄雪润，八岁，上海市长宁区天山第一小学学生。五岁时作为东方卫视全新推出的一档大型文化益智类节目《诗书中华》中的最小参赛选手，表现不俗。六岁时出版科普专著《雪儿的自然笔记——孩子眼中的二十四节气》（本书是上海市重点图书并获得上海市科普出版基金出版资助）。

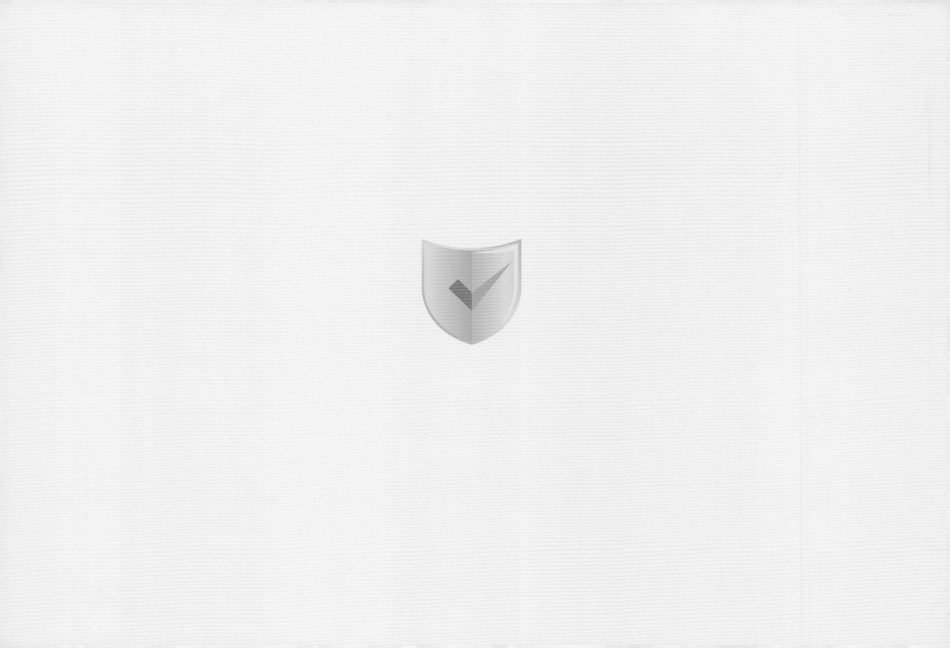

童心战"疫"绘画作品

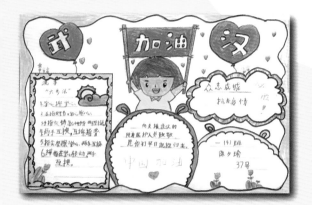

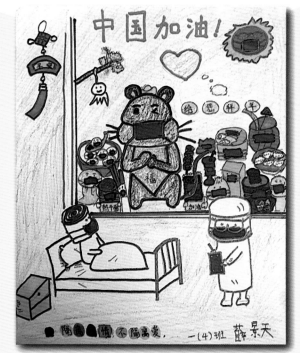

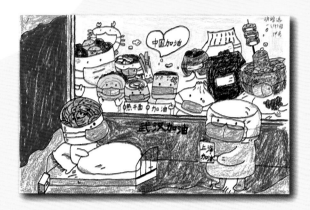

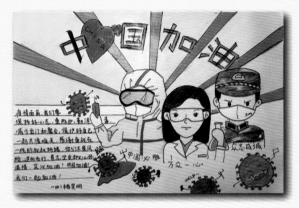

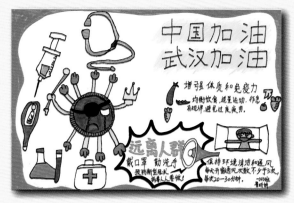

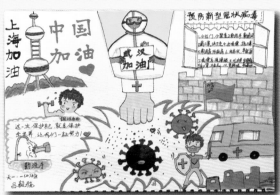

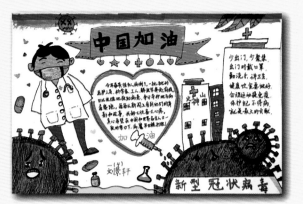

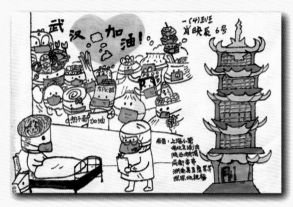

图书在版编目（CIP）数据

自以为是的下场：新型冠状病毒的自述 / 黄雪润编绘.
— 上海：上海教育出版社，2020.2
（核心素养教育丛书）
ISBN 978-7-5444-9765-7

Ⅰ.①自… Ⅱ.①黄… Ⅲ.①日冕形病毒－病毒病－肺
炎－预防(卫生)－少儿读物 Ⅳ.①R563.101-49

中国版本图书馆CIP数据核字(2020)第029879号

特别策划　徐建飞工作室
总 指 导　方鸿辉　江世亮
总 策 划　徐建飞　王　荣　周国正
责任编辑　徐建飞　章琢之　朱颖婕
特约编辑　姜　昱　王晓燕　湛宣进
责任校对　马　蕾
封面设计　金一哲

核心素养教育丛书
自以为是的下场——新型冠状病毒的自述
黄雪润　编绘

出版发行　上海教育出版社有限公司
官　　网　www.seph.com.cn
地　　址　上海市永福路123号
邮　　编　200031
印　　刷　上海中华印刷有限公司
开　　本　787×1092　1/16　印张 2.25　插页 1
版　　次　2020年2月第1版
印　　次　2020年2月第1次印刷
书　　号　ISBN 978-7-5444-9765-7/G·8056
定　　价　30.00 元

如发现质量问题，读者可向本社调换　电话：021-64377165